Leaky Gut Syndrome pour les débutants

- *Le livre d'entraide* -

Comment interpréter correctement les symptômes d'un intestin perméable, en identifier les causes et soigner votre intestin étape par étape.

Christoph Beckonert

Tous les conseils donnés dans ce livre ont été soigneusement examinés et vérifiés. Toutefois, aucune garantie ne peut être donnée. L'auteur et l'éditeur ne peuvent donc être tenus pour responsables de tout dommage corporel, matériel ou financier.

Tous droits réservés, en particulier le droit de reproduire et de diffuser la traduction. Aucune partie de l'ouvrage ne peut être reproduite sous quelque forme que ce soit (par photocopie, microfilm ou autre procédé) ou enregistrée, traitée, reproduite ou diffusée à l'aide de systèmes électroniques sans l'autorisation écrite de la maison d'édition.

CONTENU

Ce qui vous attend

Si vous êtes confronté au diagnostic du "syndrome de Leaky Gut", vous vous rendrez probablement vite compte, en faisant vos propres recherches, que le sujet est relativement complexe. Mais pourquoi en est-il ainsi ?

Le syndrome de l'intestin perméable est une condition dans laquelle la muqueuse intestinale est perméable au niveau microscopique, malheureusement non seulement aux nutriments et aux autres molécules importantes pour le fonctionnement du corps, mais aussi aux substances qui auraient dû être éliminées par les selles, telles que les agents pathogènes et les toxines comme l'alcool. Lorsque ces substances traversent la muqueuse intestinale, elles sont ensuite absorbées dans la circulation sanguine par notre sang. Notre corps réagit alors principalement par des réactions inflammatoires, qui peuvent entraîner toute une série de troubles.

Dans ce guide, vous trouverez des informations détaillées sur la structure de notre système digestif, en particulier de l'intestin, les causes et les conséquences du syndrome de l'intestin perméable et des informations sur la manière de le diagnostiquer. Mais le plus important, c'est la question : comment puis-je le maîtriser ? Le traitement du syndrome de Leaky Gut repose principalement sur trois piliers : une modification de l'alimentation, la réduction du stress et la reconstruction du microbiote intestinal. En outre, il existe un chapitre détaillé sur les diagnostics dits différentiels, c'est-à-dire sur les pathologies et les troubles qui entraînent des symptômes similaires ou identiques, mais qui ont d'autres causes et doivent donc être traités différemment. Les diagnostics différentiels du syndrome de l'intestin perméable sont par exemple l'intolérance à l'histamine ou le syndrome du côlon irritable, qui provoquent tous deux des symptômes presque identiques chez les personnes concernées.

Grâce à des informations détaillées sur l'alimentation et la santé intestinale et à des conseils supplémentaires sur la gestion du stress, vous disposez d'une base idéale pour atténuer ou même faire disparaître les symptômes du syndrome de l'intestin perméable. Ce n'est pas si mal, non ?

Qu'est-ce qu'un "leaky gut" ?

Tout d'abord, il est important de savoir que le leaky gut n'est pas un diagnostic reconnu par la médecine conventionnelle. Le thème du leaky gut peut plutôt être classé dans le domaine de la médecine alternative, mais contrairement à ce que certains affirment, cela ne signifie pas que le leaky gut est une farce inventée. Actuellement, il n'y a simplement pas de base factuelle permettant d'affirmer qu'un intestin perméable est la cause de maladies telles que la dermatite atopique et les rhumatismes, ou de troubles permanents tels que la diarrhée et la fatigue. Cependant, la perméabilité de la paroi intestinale est également connue de la médecine conventionnelle, par exemple dans le cas de la maladie de Crohn ou après une forte consommation de médicaments et d'alcool. La différence entre la médecine alternative et la médecine conventionnelle sur le thème du Leaky Gut réside dans le fait que la médecine conventionnelle n'est actuellement pas d'avis qu'une paroi intestinale perméable est la cause des maladies que nous venons de citer en exemple. Si vous voulez mon avis, c'est un peu comme si on se demandait ce qui est arrivé en premier : l'œuf ou la poule ?

Venons-en maintenant au sujet principal. "Leaky Gut" - en anglais, cela signifie "intestin perméable". Un intestin perméable peut entraîner une longue liste de problèmes, presque comme un "effet domino". Comme vous pouvez l'imaginer, une paroi intestinale qui fuit fait que tout ce que nous absorbons dans notre tube digestif se retrouve, d'une manière ou d'une autre, dans des endroits où il ne devrait pas se trouver. Chez une personne dont la muqueuse intestinale est intacte, ces substances ne passeraient justement pas dans le sang, mais seraient éliminées avec les selles.

Dans le cas du syndrome de l'intestin perméable, notre muqueuse intestinale ne peut plus réagir correctement aux substances nocives et aux agents pathogènes, comme les bactéries. La muqueuse devient alors perméable et ces mêmes substances nocives peuvent s'échapper librement de l'intestin. Ils passent alors dans notre sang et se retrouvent dans la circulation. Logiquement, le corps réagit immédiatement aux substances nocives dans la circulation et c'est là que réside le problème. Les conséquences d'un intestin perméable sont des réactions allergiques et inflammatoires par lesquelles le corps tente de lutter contre les substances nocives.

Imaginez un maçon qui économise un peu de mortier ici et là lors de la construction d'une maison. La façade fuit et la pluie s'infiltre. Ce n'est pas aussi simple que cela, bien sûr, mais dans l'ensemble, cet exemple décrit ce qui se passe dans notre corps dans le cas du syndrome des fuites.

NOTRE SYSTÈME DIGESTIF - UN APERÇU

L'appareil digestif d'une personne est un système très complexe et se compose de nombreux éléments qui doivent tous être bien coordonnés. Le syndrome de Leaky Gut se manifeste principalement dans le gros intestin, mais pour pouvoir identifier et comprendre les problèmes et les maladies du tractus gastro-intestinal, il ne suffit pas d'examiner la partie concernée.

La digestion de nos aliments commence dans la bouche et non, comme on le croit souvent à tort, dans l'estomac. Après avoir été ingérés par la bouche, les aliments sont broyés à l'aide de nos dents et de notre langue. La bouche est également alimentée en salive, qui est produite par les glandes salivaires. Lors du processus de mastication, celle-ci est mélangée au bol alimentaire. Notre salive contient ce que l'on appelle de l'amylase, une enzyme qui décompose les glucides en sucres. Si vous mâchez bien un morceau de pain et que vous le gardez un moment dans votre bouche avant de l'avaler, vous avez peut-être déjà remarqué que le pain commence rapidement à avoir un goût sucré.

C'est à ce moment précis que vous remarquez que l'amylase décompose les glucides du pain en sucre. Les aliments passent par le pharynx, puis dans l'œsophage et de là dans l'estomac. Dans l'estomac, les glandes gastriques produisent environ deux litres de sécrétion digestive par jour, le suc gastrique. Il se compose principalement d'acide chlorhydrique, qui est toutefois très dilué dans l'estomac. Le suc gastrique contient également de la pepsine, une enzyme capable de décomposer les protéines, et du facteur intrinsèque. Ce facteur intrinsèque sert à l'absorption de la vitamine B12 dans l'intestin grêle.

Le duodénum, appelé aussi duodénum, se raccorde à l'estomac comme un tuyau. Des canaux provenant du pancréas, du pancréas et de la vésicule biliaire s'ouvrent dans le duodénum et enrichissent l'intestin grêle d'autres sécrétions digestives. Les sécrétions du pancréas contiennent d'autres enzymes qui décomposent les glucides, les protéines, les graisses, le cholestérol et les acides nucléiques tels que l'ADN et l'ARN. Les sécrétions de la bile contiennent principalement des acides biliaires, qui servent principalement à la digestion et à l'utilisation des graisses. D'ailleurs, le

liquide de la bile est produit dans le foie, la vésicule biliaire ne servant qu'à stocker ce liquide. Le
duodénum est suivi par le reste de l'intestin grêle,
dont le rôle est de décomposer et d'utiliser les
nutriments. Après l'intestin grêle vient le gros intestin. Celui-ci ne sert essentiellement qu'à absorber l'eau contenue dans le bol alimentaire et à l'é-
paissir. Le gros intestin est nettement plus colo-
nisé par les bactéries que l'intestin grêle. Pour éviter que les bactéries et le bol alimentaire ne revi-
ennent du côlon vers l'intestin grêle, les deux sont
séparés par une sorte de valve. Après le gros intestin, les selles passent dans le rectum, d'où elles
sont évacuées.

L'INTESTIN, PARTIE INTÉGRANTE DU SYSTÈME IMMUNITAIRE

Nos intestins, ou plus précisément notre tractus
gastro-intestinal, sont un organe énorme. Il se
trouve à l'étroit dans notre cavité abdominale,
mais peut atteindre une longueur totale de sept ou
huit mètres. C'est beaucoup, vous ne trouvez pas ?

Mais cela ne suffit pas. Pour absorber le plus
de nutriments possible de notre alimentation,

notre intestin a besoin de la plus grande surface possible. L'absorption des nutriments par notre intestin s'appelle la résorption. Mais comme l'espace disponible dans le corps humain n'est pas infini, la nature a trouvé un autre moyen d'agrandir la surface. D'un point de vue microscopique, notre intestin est composé de millions de villosités et de cryptes. Il s'agit de reliefs et de creux microscopiques de notre muqueuse intestinale. Imaginez un paysage dans lequel il y a toujours une alternance de montagnes et de vallées, et ce des millions de fois. Grâce à cette construction, notre intestin est capable de présenter une surface énorme dans un espace réduit, à savoir près de 400 mètres carrés. Cela correspond presque à un terrain de basket-ball entier !

En coupe, notre intestin est composé de trois couches. La plus interne, qui est en contact direct avec les aliments, est une couche de mucus, également appelée muqueuse. Elle est composée d'entérocytes, les cellules typiques de l'intestin, et d'un tissu lymphatique particulièrement important sous forme de follicules lymphatiques microscopiques. Ceux-ci servent à la défense immunitaire. Au milieu se trouve une couche de muscles, qui se compose encore une fois de deux couches, une couche de muscles annulaires et une couche de muscles longitudinaux. Cela permet à l'intestin de rester en mouvement et de continuer à transporter les aliments par des contractions. C'est ce qu'on appelle le péristaltisme. La couche la plus externe est appelée adventice ou séreuse, selon sa position dans l'abdomen, elle délimite l'intestin de l'abdomen et se compose principalement de tissu conjonctif. Les différentes cellules de l'intestin sont reliées entre elles par des jonctions serrées, des complexes de protéines qui maintiennent l'ensemble des cellules en place.

Une autre partie très importante de notre intestin est le microbiome, également connu sous le nom de flore intestinale. Le terme de flore intestinale est toutefois quelque peu erroné, car les habitants de notre intestin ne sont évidemment pas des plantes, c'est pourquoi je ne l'utiliserai pas ici. La plupart des bactéries de notre microbiote se trouvent dans le gros intestin, sur la couche de mucus, c'est-à-dire la couche la plus interne. On estime que jusqu'à 1.000 espèces différentes de bactéries vivent sur les parois de notre intestin et que leur poids est de près de 1,5 kilogramme ! Cela nous semble beaucoup, mais quand on pense à toutes les tâches que ces organismes accomplissent pour nous, cela explique beaucoup de choses.

Les bactéries de nos intestins décomposent les glucides et les protéines, produisent des vitamines, neutralisent les polluants et servent de défense immunitaire. Les bactéries ont généralement une image plutôt négative, car nous les associons souvent à des maladies ou des infections. Mais ce n'est pas si simple, regardons cela de plus près. Les bactéries qui nous sont utiles, par exemple en produisant des vitamines ou en facilitant la digestion en décomposant de grosses molécules, vivent généralement en symbiose avec nous ou en tant que commensales. La symbiose signifie que l'hôte (l'homme) et le parasite (la bactérie) profitent tous deux l'un de l'autre, car la bactérie soutient notre apport en nutriments et l'homme offre à la bactérie un lieu où elle peut se multiplier et se développer de manière optimale. C'est donc une situation gagnant-gagnant. Les commensaux, en revanche, sont des êtres vivants qui reçoivent un avantage de la part de l'hôte, mais qui ne lui sont ni utiles ni nuisibles. Ils peuvent toutefois devenir pathogènes, c'est-à-dire déclencher une maladie ou provoquer des troubles. C'est ce qui se produit, par exemple, après qu'une personne a pris des antibiotiques pendant une longue période, car les antibiotiques, comme leur nom l'indique, inhibent ou tuent les bactéries. Je vous expliquerai plus tard comment rééquilibrer l'intestin après la prise d'antibiotiques. Et maintenant, assez parlé de l'anatomie de nos intestins. Ce qui est plus important, c'est ce qu'il en est de ce "leaky gut".

COMMENT SE DÉVELOPPE LE LEAKY GUT ?

La cause exacte de la perméabilité de la paroi intestinale n'est pas encore claire et dépend probablement de plusieurs facteurs. Par exemple, la muqueuse et le microbiome peuvent être attaqués, ce qui entrave les défenses immunitaires. Il est également possible que les jonctions serrées, c'est-à-dire les liens entre les cellules, soient détruites ou relâchées, ce qui permet aux substances nocives de "passer" plus facilement entre les espaces ainsi créés.

On pense que certaines toxines, par exemple l'alcool, la nicotine et des médicaments comme la cortisone, déclenchent le syndrome du leaky gut. Certains aliments peuvent également être à l'origine du leaky gut, notamment le sucre et la farine blanche, mais aussi les aliments fermentés comme le tofu ou la sauce soja. Le stress permanent et un mode de vie malsain, par exemple en faisant peu de sport, peuvent également favoriser l'apparition du syndrome du leaky gut. Les cytostatiques, des médicaments utilisés dans le traitement du cancer par chimiothérapie, sont également néfastes pour la santé intestinale car ils inhibent la division cellulaire et ont un effet très agressif. C'est pourquoi les patients traités par chimiothérapie ont souvent des problèmes intestinaux supplémentaires. En principe, tout ce qui est malsain favorise le leaky gut.

CONSÉQUENCES D'UN LEAKY GUT

Comme je l'ai déjà mentionné, la paroi intestinale perméable laisse passer dans notre sang et notre circulation des substances qui n'y ont pas leur place. Le corps se défend contre ces substances nocives en essayant de les rendre inoffensives par des réactions allergiques et inflammatoires. Cela peut entraîner de nombreux symptômes différents qui, en raison de leur diversité, sont difficiles à identifier clairement avec le syndrome de Leaky Good. Par exemple, les personnes atteintes peuvent souffrir de douleurs articulaires et musculaires, de troubles de la concentration, d'acné, de dermatite atopique, de fatigue, de rougeurs cutanées, de démangeaisons, de douleurs abdominales sévères et de diarrhée.

Une étude de Smith et al. publiée dans le Journal of Rheumatology montre dès les années 80 que les patients atteints de maladies rhumatismales présentaient une perméabilité, c'est-à-dire une perméabilité, accrue dans leur muqueuse intestinale. En 2014, une autre étude menée par des chercheurs suédois de l'université de Malmö a montré que les patients atteints de sclérose en plaques présentaient un leaky gut bien avant cette maladie.

Il existe plusieurs façons de diagnostiquer le syndrome de Leaky Gut. Cependant, étant donné que les symptômes sont si variés et plutôt non spécifiques, le chemin vers le bon diagnostic est généralement long.

Une option de diagnostic est le test du lactulose-mannitol. Le lactulose est un sucre composé de deux molécules de sucre différentes, tandis que le mannitol est un sucre-alcool. Un mélange de lactulose et de mannitol est administré au patient et, quelques heures plus tard, l'urine et le sang sont analysés pour déterminer la présence des deux substances. Un test anormal au lactulose et au mannitol peut indiquer un syndrome de Leaky Gut.

Il est également possible de tester le taux de zonuline dans le sang ou dans les selles. La zonuline est une protéine qui peut être sécrétée par la muqueuse intestinale. On pense que la zonuline augmente la perméabilité de la muqueuse intestinale en relâchant les jonctions serrées. Cependant, il s'agit actuellement d'une théorie qui n'a pas encore fait l'objet de recherches définitives. En théorie, des taux élevés de zonuline peuvent donc également être un indice de leaky gut. Les critiques adressées à ce test sont qu'il ne tient pas compte de la complexité de la muqueuse intestinale et de sa fonction dans l'utilisation des nutriments, car il simplifie beaucoup trop les processus physiologiques dans l'intestin. Actuellement, le test Zonulin n'est pas pris en charge par la plupart des caisses d'assurance maladie. Les deux tests sont critiqués et ne sont pas significatifs sur la base des seuls résultats du test. Un diagnostic ne devrait jamais se limiter à un seul test, mais devrait toujours être complété par une anamnèse détaillée, un examen physique et une recherche des causes. Cela ne s'applique pas seulement au syndrome de Leaky Gut, mais à toutes les pathologies.

On trouve sur Internet de nombreux autotests pour le syndrome de Leaky Gut. Certains proposent des tests faciles à réaliser chez soi, d'autres proposent par exemple d'envoyer des échantillons de selles qui seront ensuite analysés en laboratoire. Je vous déconseille ces offres peu sérieuses. Ces tests sont généralement incroyablement chers et n'en valent pas la peine, car ils établissent un diagnostic quelconque sans connaître l'histoire

du patient ou de la patiente. Ils ne sont définitivement pas concluants et ne peuvent en aucun cas
remplacer la consultation d'un médecin.

Leaky Gut et intolérance à l'histamine

L'histamine - en avez-vous déjà entendu parler ? L'histamine est une hormone présente dans le corps humain, elle est en quelque sorte une modification de l'histidine, un acide aminé basique. Elle est produite, entre autres, par les mastocytes, qui se trouvent principalement dans la peau et le tractus gastro-intestinal. Ils jouent un rôle important, notamment dans les processus allergiques, car ils peuvent reconnaître les antigènes et réagir en conséquence. Mais nous pouvons également absorber de grandes quantités d'histamines par le biais de l'alimentation, nous y reviendrons plus tard. Dans le tractus gastro-intestinal, elles réagissent au contact d'agents pathogènes, par exemple en augmentant la sécrétion de liquide dans l'intestin et le péristaltisme.

Elle peut ainsi provoquer des diarrhées et accélérer la digestion et l'élimination des substances nocives. L'histamine est décomposée dans le corps par la diamine oxydase, ou DAO, ou histaminase. Les fonctions de l'histamine sont multiples et très différentes, en fonction de l'organe sur lequel elle agit. Dans l'estomac, l'histamine augmente la sécrétion d'acide gastrique. Dans le système circulatoire, elle peut dilater ou rétrécir les vaisseaux, c'est-à-dire influencer la circulation sanguine. De plus, l'histamine peut provoquer la contraction des muscles lisses de nos bronches, les muscles lisses étant les muscles que l'on ne peut pas contrôler volontairement, ce qui peut entraîner un rétrécissement des bronches et des problèmes respiratoires, comme dans l'asthme par exemple. Chaque personne peut tolérer une certaine quantité d'histamine, mais si l'on en consomme davantage, des réactions allergiques se produisent, par exemple des démangeaisons, des rougeurs de la peau, des papules, des difficultés respiratoires, des diarrhées et de fortes douleurs abdominales.

Voilà pour ce qui est de l'histamine en général - j'aimerais maintenant vous parler plus en détail de l'intolérance à l'histamine. L'intolérance à l'histamine est une diminution significative de la quantité d'histamine qu'une personne peut consommer sans problème. Les symptômes d'une "surdose" d'histamine évoqués précédemment apparaissent beaucoup plus rapidement chez les personnes intolérantes. L'intolérance à l'histamine est généralement due à un manque ou à un dysfonctionnement de la diamine oxydase, c'est-à-dire de la substance qui est censée décomposer l'histamine. L'histamine s'accumule ainsi dans l'organisme et provoque une réaction allergique.

Malheureusement, il n'existe actuellement aucun traitement pour l'intolérance à l'histamine, mais les symptômes peuvent être considérablement atténués par un régime pauvre en histamine. La prise de diaminoxydase, l'enzyme qui fait défaut chez les personnes intolérantes à l'histamine, n'est pas une alternative à un régime pauvre en

histamine, car les études n'ont pas encore démontré son effet positif. D'une manière générale, les
aliments longuement mûris, stockés et fermentés
augmentent le taux d'histamine. Les aliments qui
contiennent beaucoup d'histamine et qui doivent
donc être évités sont par exemple

• Viande sous forme de saucisse à griller, de char-
cuterie, de salami, etc.

• Poissons et fruits de mer salés et séchés

• Fromage (en particulier les variétés plus affi-
nées, par exemple le parmesan)

• Vin rouge

• Produits fermentés, par exemple tofu et sauce
soja

• Tomates, aubergines, épinards

• Kiwis, fraises, agrumes

• Cacao et chocolat

• les citrons et les fraises (ils ne contiennent pas
beaucoup d'histamine à proprement parler, mais
ils provoquent une libération d'histamine dans les
mastocytes et doivent donc être évités)

Cela peut paraître comme si l'intolérance à l'histamine vous empêchait de manger. Ce n'est

évidemment pas le cas. J'insiste sur le fait qu'il s'agit d'une alimentation pauvre en histamine et non d'une alimentation sans histamine. En effet, les personnes intolérantes à l'histamine tolèrent également une certaine quantité d'histamine, mais moins que les autres. Il serait trop long de vous donner une liste complète d'aliments pauvres en histamine. Il existe d'innombrables listes sur Internet que vous pouvez utiliser pour vous orienter. Parmi les aliments qui contiennent peu d'histamine et qui peuvent généralement être consommés sans problème, on trouve entre autres

• Viande et poisson sous forme non transformée et non conservée

• Lait, fromage frais, fromage blanc

• Graines de chia, psyllium, graines de lin, noix de coco, pistaches, graines de citrouille

• De nombreux légumes et fruits, par exemple les myrtilles, les pommes, les mangues, les melons, les concombres, les brocolis, les pommes de terre, les carottes et quelques autres.

Il n'existe actuellement pas d'étalon-or pour diagnostiquer l'intolérance à l'histamine. Les tests de mesure de la concentration d'histamine ou de diamine oxydase dans le sang sont déconseillés car ils ne se sont pas révélés concluants jusqu'à présent. Il existe toutefois la possibilité d'effectuer un prick-test, qui consiste à appliquer un petit prick sur la peau et à l'arroser d'histamine. En cas d'intolérance, des papules se forment généralement sur la zone concernée. Si elles ne disparaissent pas au bout de 50 minutes, on peut supposer que la peau ne parvient pas à éliminer correctement l'histamine.

Ce test ne signifie pas pour autant que l'histamine ingérée par le biais de l'alimentation ne peut pas être décomposée correctement. Ce test n'est donc pas totalement fiable. La meilleure chose à faire est d'observer votre corps. Après un repas riche en histamine, avez-vous souvent des démangeaisons, des rougeurs, des diarrhées, des maux d'estomac, des maux de tête ou d'autres symptômes non spécifiques ? Dans ce cas, l'une des explications possibles est certainement l'intolérance à l'histamine. Si vous réduisez l'absorption d'histamine par le biais de l'alimentation et que les symptômes s'atténuent également rapidement, l'affaire est relativement vite entendue.

Vous vous demandez probablement quel est le rapport avec le syndrome de Leaky Gut. Les symptômes des deux sont relativement similaires et non spécifiques et, en outre, le diagnostic par un simple test n'est pas toujours pertinent pour les deux, de sorte que l'observation et la modification de l'alimentation donnent les meilleurs résultats, tant pour l'intolérance à l'histamine que pour le syndrome de Leaky Gut. Une personne peut bien sûr souffrir des deux en même temps, de sorte que les deux symptômes doivent toujours être pris en considération.

Leaky Gut et côlon irritable

Le côlon irritable, ou syndrome du côlon irritable, est une chose peu agréable. Vous en avez peut-être déjà entendu parler. Les personnes atteintes du syndrome du côlon irritable souffrent de graves troubles du tractus gastro-intestinal. Il s'agit notamment de diarrhée, de ballonnements, de constipation et de fortes douleurs abdominales. Le syndrome du côlon irritable n'est pas une maladie dangereuse, mais les personnes qui en souffrent peuvent en souffrir énormément, tant sur le plan psychologique que physique. Les symptômes du syndrome du côlon irritable s'aggravent fortement en cas de stress chez la plupart des personnes concernées. On ne sait pas exactement comment ou pourquoi le syndrome du côlon irritable se développe, mais de nombreuses personnes atteintes présentent des modifications intestinales similaires.

D'une part, le péristaltisme intestinal, c'est-à-dire les contractions par lesquelles l'intestin déplace les aliments, est souvent perturbé. Le péristaltisme est contrôlé par le système nerveux végétatif, c'est-à-dire la partie de notre système nerveux que nous ne pouvons pas contrôler volontairement. Si notre intestin reçoit les "mauvaises" informations du système nerveux végétatif, par exemple s'il se contracte trop lentement, les aliments restent trop longtemps dans l'intestin, ce qui peut entraîner une constipation et des douleurs abdominales. La fonction principale de notre côlon est d'absorber l'eau du bol alimentaire, ce qui permet de l'épaissir. Mais si le côlon se contracte trop rapidement, les aliments ne restent pas assez longtemps dans le côlon et l'eau ne peut pas être absorbée en quantité suffisante. Cela peut entraîner des diarrhées.

De plus, les personnes souffrant du syndrome du côlon irritable présentent souvent une perméabilité accrue de la muqueuse intestinale. Vous voyez où je veux en venir ?

Chez les patients souffrant de côlon irritable, on a observé que les jonctions serrées se dégradaient trop rapidement. Vous vous souvenez peut-être que les jonctions serrées sont des complexes de protéines qui relient solidement les cellules de la muqueuse intestinale entre elles. S'il n'y a pas assez de jonctions ou si les jonctions existantes ne sont pas assez solides, la muqueuse intestinale devient perméable. En outre, il a été constaté que les patients souffrant de côlon irritable présentent un nombre élevé de cellules immunitaires et de défense dans l'intestin et qu'ils ont souvent également un microbiome intestinal perturbé.

Malheureusement, comme pour le syndrome de Leaky Gut, il est relativement difficile de diagnostiquer le syndrome du côlon irritable. C'est pourquoi il s'agit généralement d'un diagnostic d'exclusion. On désigne ainsi les diagnostics qui ne peuvent être supposés que lorsque le médecin a pu exclure toutes les autres causes des symptômes. Par exemple, les allergies et les intolérances alimentaires peuvent également être à l'origine de diarrhées et de douleurs abdominales, une telle cause de symptômes doit toujours être exclue. Pour le diagnostic, il convient avant tout d'utiliser les trois "compétences manuelles" typiques d'un médecin : Percussion, palpation et auscultation, c'est-à-dire taper, toucher et entendre. En examinant le bruit des tapotements sur l'abdomen, il est possible de déterminer si l'intestin est rempli d'air ou de selles, et dans quelle mesure.

La palpation permet au praticien de voir si le patient présente des épaississements ou des tensions à certains endroits de l'intestin et si une sensation de douleur peut être déclenchée à cet endroit par la palpation. En outre, l'écoute au moyen d'un stéthoscope permet de déterminer le péristaltisme, c'est-à-dire l'activité et le mouvement de l'intestin. Enfin, une analyse de sang permet de déterminer s'il y a une inflammation. Une valeur typique de l'inflammation dans le sang est la CRP, qui signifie protéine C-réactive. Le taux de CRP augmente en cas d'inflammation et peut ainsi donner rapidement des indications sur les processus inflammatoires dans le corps. Chez les personnes en bonne santé, la valeur normale de la protéine C-réactive est d'environ 5 mg par litre. Il est important de noter que le taux de CRP augmente dans presque tous les types de processus inflammatoires dans le corps, par exemple en cas de rhume, et ne se limite donc pas aux inflammations intestinales. La cause d'un taux élevé de CRP doit donc toujours être recherchée par d'autres tests.

La DGVS, c'est-à-dire la Société allemande des maladies digestives et métaboliques, indique que pour poser le diagnostic de côlon irritable, au moins trois des critères suivants doivent être remplis : forte altération de la qualité de vie par les troubles intestinaux, les troubles ne peuvent pas être causés par la présence de maladies similaires, les troubles sont persistants et surviennent au moins une fois par semaine.

Il est très important pour moi de préciser que la fièvre, la perte de poids importante et la présence de sang dans les selles ne sont pas associées au syndrome du côlon irritable. De tels symptômes peuvent être dus à des maladies graves du tractus gastro-intestinal et doivent dans tous les cas être examinés par un médecin !

Malheureusement, le syndrome du côlon irritable ne peut actuellement être traité que de manière symptomatique. Cela signifie que le traitement ne s'attaque pas à la cause, mais "seulement" aux problèmes qui en découlent. Comme les symptômes peuvent varier considérablement d'une personne à l'autre, allant de la diarrhée à la constipation, le traitement doit toujours être adapté à chaque patient. Comme nous l'avons déjà mentionné, le stress aggrave fortement les symptômes chez la plupart des personnes concernées. Le stress doit donc être évité dans la mesure du possible, pour plus d'informations, voir le chapitre "Réduire le stress". Il convient également d'éviter les aliments auxquels le corps réagit en aggravant les symptômes. Par exemple, les haricots sont connus pour provoquer des constipations et des ballonnements. En revanche, le café et les aliments épicés ou les épices piquantes provoquent des diarrhées ou des douleurs abdominales chez de nombreuses personnes, en particulier celles qui ont un estomac ou des intestins sensibles.

Pour soulager les symptômes, les thérapies non médicamenteuses, telles qu'une réduction du stress et une modification de l'alimentation, devraient être le premier choix. Toutefois, si les symptômes persistent, la prise de médicaments doit également être envisagée. Selon les symptômes, il peut s'agir par exemple d'analgésiques, d'antidiarrhéiques ou de laxatifs. Cependant, la prise de médicaments doit toujours faire l'objet d'une consultation médicale, en particulier si les médicaments sont pris de manière permanente ou très souvent. Ils peuvent entraîner des effets secondaires importants s'ils ne sont pas correctement dosés ou s'ils sont contre-indiqués !

De nombreuses personnes hésitent à prendre des médicaments, surtout lorsque les symptômes sont plus "légers". En principe, il n'est évidemment pas judicieux de prendre du paracétamol ou de l'ibuprofène à chaque fois que l'on a mal, c'est évident. Par exemple, l'ibuprofène et le paracétamol sont métabolisés par le foie et provoquent des lésions hépatiques. Il n'y a pas d'effet sans effet secondaire, comme on dit. Cependant, il est tout de même très important de comprendre deux choses. Premièrement, il n'y a pas de prix pour un comportement courageux, du moins chez la plupart des adultes. Si vous restez allongé sur le canapé ou au lit toute la journée avec des douleurs et des malaises, personne ne vous en remerciera au final, malheureusement. Les personnes atteintes de maladies chroniques ont tendance, surtout au début de leur diagnostic, à avoir honte de leurs symptômes et à restreindre leur vie sociale en raison de ces derniers. Un tel comportement peut entraîner des problèmes psychologiques en plus des problèmes physiques.

Deuxièmement, une douleur ou une gêne permanente peut nous amener à adopter une posture de repos. En cas de fractures ou de lésions musculaires et tendineuses, une posture de repos peut fortement compromettre le processus de guérison. En effet, en raison de la diminution de la charge, la zone touchée est moins irriguée et bouge moins que le côté sain. De plus, cela crée des déséquilibres et des mauvaises tensions musculaires qui peuvent entraîner des douleurs. Cela peut également se produire lorsque la personne concernée adopte une position de repos en raison de troubles intestinaux, par exemple lorsqu'elle passe beaucoup de temps allongée ou qu'elle adopte une position courbée. Rien ne s'oppose donc à une prise de médicaments responsable et approuvée par un médecin.

Il était important pour moi de mentionner le syndrome du côlon irritable et l'intolérance à l'histamine dans cette lecture, car ils peuvent tous deux constituer des diagnostics différentiels par rapport au syndrome de l'intestin perméable. Les diagnostics différentiels sont des maladies ou des diagnostics qui présentent des symptômes très similaires à la maladie suspectée. En médecine, il est très important de toujours garder à l'esprit les diagnostics différentiels possibles, car le traitement peut être totalement différent pour les mêmes symptômes. Pour pouvoir distinguer les diagnostics différentiels les uns des autres, il est donc très important de mettre l'accent sur les causes des troubles.

Et maintenant, que puis-je faire moi-même ?

Tout d'abord, vous pouvez respirer. Avoir un syndrome de l'intestin perméable n'est vraiment pas agréable, mais heureusement, il est relativement facile de le traiter. Les trois composantes principales du traitement sont un changement de régime alimentaire, une réduction du niveau de stress au quotidien et un traitement d'appoint à base de probiotiques.

Une autre bonne nouvelle pour vous : la muqueuse intestinale a un taux de mitose très élevé par rapport au reste du corps. Le taux de mitose indique la vitesse à laquelle les cellules du corps se divisent, c'est-à-dire qu'elles se régénèrent également. Cela signifie qu'avec un changement d'alimentation et un traitement appropriés, vous pouvez remarquer une amélioration rapide des symptômes.

MODIFIER SON ALIMENTATION

Pour traiter le syndrome de Leaky Gut, il est indispensable de remettre en question son alimentation et de la modifier en fonction de ses besoins. Je vous expliquerai plus tard ce que j'entends par "en fonction des besoins".

Il est loin d'être judicieux de supprimer du jour au lendemain les aliments tels que la farine blanche, le sucre et les produits fermentés de son alimentation. Il est bien plus important d'apprendre à observer et à comprendre son propre comportement alimentaire et les réactions de son corps. Je sais que ce n'est pas facile, mais il est très important d'apprendre comment votre corps fonctionne et réagit. Observez-vous vous-même : Par exemple, que mangez-vous les jours où vous travaillez et où votre niveau de stress est plutôt élevé ? Comment votre corps réagit-il ? Comparez votre alimentation et la réaction de votre corps avec les jours où vous êtes plus détendu. En effet, comme nous l'avons déjà mentionné, le stress joue également un rôle important dans la perméabilité intestinale. Le mieux est bien sûr de noter ce que vous avez mangé et comment vous vous êtes senti après.

Vous pouvez bien sûr le noter sur un papier à l'ancienne, mais il existe aujourd'hui quelques applications qui permettent de suivre facilement le comportement alimentaire. Quelle que soit la solution choisie, l'important est de garder le cap. Plus vous vous observerez, plus vous serez en mesure de répondre aux besoins de votre corps. Cela peut prendre quelques semaines, voire quelques mois. Mais je vous le promets : Cela en vaut la peine !

Si vous avez remarqué qu'un aliment en particulier aggrave les symptômes du syndrome de Leaky Gut, vous pouvez commencer à l'éliminer de plus en plus de votre alimentation quotidienne. Ce n'est parfois pas si facile, je le sais. Il est certain que la plupart d'entre vous remarqueront rapidement que le sucre, par exemple, aggrave les symptômes du syndrome de Leaky Gut. Malheureusement, il est aujourd'hui presque impossible de se nourrir sans sucre. On trouve du sucre, même souvent caché, dans d'innombrables aliments. De plus, la "privation" de sucre provoque chez la plupart d'entre nous de fortes fringales et, au début, des troubles de la concentration, ce qui entraîne tôt ou tard une insatisfaction. Pour savoir comment reconnaître les sucres cachés et lutter contre les fringales grâce à une alimentation équilibrée, consultez le chapitre "Conseils alimentaires".

RÉDUIRE LE STRESS

Tout le monde sait que le stress est mauvais pour la santé. Le stress a un effet négatif sur notre psychisme et peut entraîner des maladies graves, telles que la dépression et le burn-out. Mais le stress peut également affecter le corps physiquement. Beaucoup d'entre vous ont déjà entendu parler de la gastro-entérite due au stress. Mais comment le stress affecte-t-il notre corps, en particulier nos intestins ?

Notre système nerveux se compose d'une partie que nous pouvons contrôler nous-mêmes, par exemple en bougeant activement nos muscles, en parlant et bien plus encore. Une autre partie de notre système nerveux ne peut pas être contrôlée volontairement, on l'appelle le système nerveux végétatif et elle se compose du système sympathique et du système parasympathique. Le système parasympathique est activé lorsque nous nous trouvons dans des situations détendues et sans danger. Il contrôle les fonctions corporelles qui sont vitales pour l'homme, mais qui peuvent être "désactivées" dans les situations de danger, car elles sont justement plutôt secondaires dans la lutte pour la vie ou la mort. Il s'agit par exemple de la sensation de faim ou de l'envie d'aller aux toilettes.

En revanche, son antagoniste, le système sympathique, sécrète de l'adrénaline et du cortisol lorsque nous nous trouvons en situation de danger. Ces deux substances augmentent nos performances et utilisent l'énergie du corps pour les fonctions vitales, comme la force musculaire, et

assurent ainsi notre survie. Vous avez certainement déjà entendu parler du fameux principe
"fight or flight".

Mais que se passe-t-il lorsque nous sommes
constamment exposés au stress dans notre vie
quotidienne ? Eh bien, le corps active le système
nerveux sympathique et l'énergie est utilisée pour
les fonctions nécessaires à la survie du corps.
L'énergie nécessaire à ces actions doit pour cela
être retirée des fonctions "inutiles" à ce moment-
là, par exemple nos intestins. Ainsi, le péristaltisme, c'est-à-dire le mouvement des intestins
pour la digestion, est inhibé ou même complète-
ment stoppé. Cela peut entraîner des troubles tels
que la constipation ou des douleurs abdominales.
Mais la conséquence peut également être une diarrhée, car si l'intestin ne peut plus extraire l'eau
des aliments en raison de l'énergie qu'il a perdue,
l'eau reste dans les excréments. Les deux ne sont
pas très agréables. De plus, l'adrénaline et le cortisol n'affectent pas seulement la distribution
d'énergie dans le corps, mais aussi le microbiome
intestinal, car ils ont un effet néfaste sur les
bactéries qui colonisent nos intestins. Si les
bactéries bénéfiques qui soutiennent la digestion

sont inhibées, cela entraîne également de la constipation, de la diarrhée ou des douleurs abdominales.

Pour un corps et un intestin sains, il est donc essentiel de maintenir le niveau de stress aussi bas que possible. Bien sûr, cela ne fonctionne pas toujours. Le stress n'est pas une mauvaise chose en soi, car il peut aussi nous stimuler et nous protéger contre des situations menaçantes. Mais si le stress devient permanent, ce n'est tout simplement pas sain. Chaque personne a sa propre stratégie pour gérer le stress. Marcher, méditer, voir des amis, commencez là aussi à vous observer et apprenez ce qui est bon pour votre corps.

RÉSILIENCE

La résilience est un terme de psychologie qui désigne la capacité à réagir aux crises, à les surmonter et à les utiliser ensuite pour le développement personnel. Un exemple serait un enfant qui grandit dans un environnement violent, mais qui réussit malgré tout sa vie plus tard et utilise les traumatismes du passé pour transmettre de meilleures valeurs à ses propres enfants à l'âge adulte. Un autre exemple est celui d'un adulte qui, après avoir subi un coup dur ou un traumatisme, peut-être un grave accident ou la mort d'un proche, n'abandonne pas et continue sa vie.

Il existe différents facteurs qui peuvent influencer positivement ou négativement la résilience d'une personne, que j'appellerai également résistance. Par exemple, le soutien de l'environnement social (amis, famille, collègues, etc.), l'intelligence et la capacité à contrôler ses émotions ont un impact positif sur la résilience. Les relations toxiques (qu'elles soient amicales, familiales ou amoureuses) et une faible capacité à contrôler ses impulsions et à se contrôler soi-même ont des effets négatifs.

Selon les recherches actuelles, une partie de la résilience est innée. Mais une autre partie peut être entraînée. C'est sur l'entraînement à la résilience que je souhaite m'attarder. Il a été démontré que l'entraînement à la résilience n'est pas très efficace chez les enfants, mais il peut avoir des effets notables chez les adultes. L'entraînement à la résilience repose essentiellement sur sept piliers :

1. Acceptation : cela peut malheureusement paraître évident, mais l'acceptation joue un rôle très important dans la gestion des crises et du stress. Si une situation ne peut pas être changée à ce moment-là, vous devez essayer d'en tirer le meilleur parti. En effet, si vous vous y attardez trop, vous allez gaspiller vos propres ressources.

2. Pensée positive : Parfois, vous vous dites que "c'était vraiment une mauvaise journée, tout ce qui aurait pu aller de travers". Mais tout était-il vraiment mauvais aujourd'hui ? Ces jours-là, il y a généralement deux ou trois grandes choses qui ont vraiment mal tourné. Il faut l'accepter et se demander ensuite si *tout* était vraiment mauvais aujourd'hui. La plupart du temps, il y a aussi quelques bonnes petites choses qui ont été reléguées à l'arrière-plan par la "mauvaise" journée. Peut-être que le prix de l'essence était particulièrement bas ou que la personne qui vous a vendu le café était particulièrement aimable. Réfléchissez.

3. Perception de soi : la plupart des gens ont une perception d'eux-mêmes bien plus mauvaise que celle du monde extérieur. Nous sommes souvent trop critiques envers nous-mêmes, car nous n'avons pas la capacité de nous évaluer objectivement, comme si nous avions une vue d'ensemble.

Or, il est possible de s'entraîner à s'évaluer de manière impartiale. Par exemple, vous avez fait une présentation importante au travail aujourd'hui. Après avoir terminé, vous rentrez chez vous avec le sentiment d'avoir été très mauvais. Adoptez le point de vue métaphorique d'un oiseau, dans ce cas peut-être celui d'un collègue qui a une relation neutre avec vous. Quels sont les trois points que cette personne aurait mentionnés pour vous féliciter ou vous critiquer en ce qui concerne votre présentation ?

4. Optimisme : tout comme nous avons tendance à nous voir pires que ce que nous sommes, nous avons également tendance à toujours imaginer le "pire des cas". Ainsi, la déception ne sera pas si grande au final. C'est peut-être vrai, mais la motivation pour surmonter cet obstacle sera tout aussi faible. A quoi pourrait ressembler le "meilleur des cas" et est-il vraiment beaucoup moins probable que le "pire des cas" ?

5. Contrôle et responsabilité : les personnes résilientes savent qu'elles ont une influence sur le cours de certaines choses dans leur vie. Bien sûr, cela ne s'applique pas à tout dans la vie, par exemple à un décès dans votre entourage. Si vous n'êtes pas satisfait d'une situation, réfléchissez à la manière dont cette situation pourrait être modifiée de manière positive. Prenez la responsabilité des choses qui peuvent être influencées et ne restez pas dans le rôle de la victime.

6. Les autres personnes : Les personnes résilientes ont généralement un réseau social important et fiable. Le simple fait de savoir que l'on n'est pas seul face à un problème aide beaucoup de gens. Si vous ne savez pas ce qui se passe, parlez-en à une personne de confiance. En effet, être résilient ne signifie pas résoudre tous ses problèmes par soi-même.

7. Souvenir : lorsque vous êtes confronté à un défi important qui semble insurmontable, essayez de vous rappeler : "Quels obstacles ai-je pu surmonter dans le passé ? Avant cela, je me sentais exactement comme je me sens maintenant, et pourtant j'ai réussi. Alors je vais réussir à faire ça aussi".

LES PROBIOTIQUES COMME TRAITEMENT COMPLÉMENTAIRE

Les probiotiques ne doivent pas être confondus avec les prébiotiques, dont je parlerai plus tard dans le guide alimentaire. Les probiotiques sont des préparations de micro-organismes vivants non pathogènes, c'est-à-dire qui ne provoquent pas de maladies. Ils contiennent généralement des bactéries, des levures ou des algues microscopiques. Parmi les bactéries contenues dans les probiotiques, on trouve notamment les lactobacilles. Ce sont des bactéries capables de produire de l'acide lactique à partir du glucose par des processus de fermentation. Un autre micro-organisme souvent présent dans les probiotiques est la levure du joli nom de Saccharomyces boulardii, également connue sous le nom de "levure médicinale". Saccharomyces boulardii est également souvent recommandée en cas de diarrhée persistante, car cette levure sécrète des substances, appelées protéases, qui décomposent les toxines. Elle peut également se lier aux agents pathogènes et les rendre inoffensifs.

Le mode d'action des probiotiques est donc assuré par différents mécanismes. Les organismes qu'ils contiennent peuvent se lier à des agents pathogènes, "détruire" leur nourriture ou réduire le pH, c'est-à-dire le déplacer vers un milieu acide. La plupart des bactéries ont en effet tendance à se développer de manière optimale dans un environnement basique. Comme je l'ai déjà mentionné, les antibiotiques peuvent perturber le microbiome, ce qui entraîne rapidement des troubles du tractus gastro-intestinal.

Dans ce cas, il est utile de prendre préventivement des préparations probiotiques par voie orale après l'arrêt du traitement antibiotique afin de lutter contre les problèmes gastro-intestinaux. Il est important de prendre des probiotiques en quantité suffisante, sinon leur efficacité n'est pas garantie. Les probiotiques sont disponibles sans ordonnance dans toutes les pharmacies, mais il est préférable de demander conseil à votre médecin.

Guide alimentaire

J'ai rédigé ci-dessous un petit guide qui vous permettra de mieux comprendre les aliments que vous rencontrez tous les jours. Il devrait vous aider à faire vos courses au supermarché. J'aborderai également en partie les bases chimiques des substances, mais que cela ne vous décourage pas.

Il est parfois difficile de s'y retrouver dans la multitude d'ingrédients artificiels ou naturels contenus dans certains aliments. Afin de vous donner la possibilité d'examiner les aliments de plus près avant de les mettre dans votre panier, vous trouverez dans ce chapitre des informations détaillées sur différentes substances.

Ce guide ne consiste pas en "10 commandements" que vous devez suivre pour modifier positivement votre santé intestinale. Tout le monde a parfois envie de biscuits, de gâteaux ou de chips, et c'est tout à fait normal et sans conséquence. Mais manger un peu plus *sainement* et surtout *plus consciemment ne* fera pas seulement du bien à votre intestin, mais aussi au reste de votre corps. Considérez donc ce guide comme une sorte d'aide-mémoire dans lequel vous pouvez puiser de l'inspiration, sans pour autant devoir renoncer soudainement à tout ce qui n'est pas bio et sain.

PRÉBIOTIQUES

Les prébiotiques ne sont pas la même chose que les probiotiques. Je l'ai déjà mentionné. En prenant des probiotiques par voie orale, vous introduisez des bactéries et des levures bénéfiques dans votre organisme. Les prébiotiques, en revanche, sont en quelque sorte la nourriture des organismes que vous avez déjà en vous. Ils soutiennent donc les "ressources" existantes de votre corps. Le psyllium et les graines de lin, par exemple, sont considérés comme des prébiotiques.

Leur action consiste à être dégradés par le microbiome intestinal. Il en résulte des substances, comme l'acide lactique, qui servent à leur tour de nourriture au microbiome. La dégradation produit également des acides gras à chaîne courte, appelés acides carboxyliques, comme l'acide butyrique. Les acides contribuent à abaisser le pH dans l'intestin, c'est-à-dire à le rendre plus acide. Comme nous l'avons déjà appris, un environnement acide rend la croissance des agents pathogènes plus difficile. Même si les enveloppes de psyllium et les graines de lin peuvent ne pas sembler attrayantes, je vous promets qu'il est très facile de les intégrer à votre alimentation. Le psyllium et les graines de lin sont petits et n'ont pratiquement pas de goût. En revanche, elles se mélangent très bien le matin, par exemple dans les céréales et le yaourt. Vous pouvez également les mélanger à la pâte à pain et les consommer ainsi. Il y a vraiment plusieurs possibilités, n'hésitez pas à essayer ce qui fonctionne le mieux pour vous.

PROTÉINES

Aujourd'hui, lorsque l'on se promène dans les allées des supermarchés, on remarque une chose en particulier : Des protéines, des protéines, des protéines. Presque tous les aliments font la promotion d'une teneur élevée en protéines. Yogourts, céréales, barres, et même sur les pâtes. Mais qu'en est-il de ces protéines ? Ne sont-elles pas seulement importantes pour les personnes qui veulent se muscler à la salle de sport ? Disons-le d'emblée : non, pas du tout. Mais voyons d'abord en quoi elles consistent.

Les protéines, également appelées protides, sont composées d'acides aminés. Il existe 21 acides aminés protéinogènes, c'est-à-dire des acides aminés qui servent à l'organisme à fabriquer des protéines à partir d'eux. Les acides aminés peuvent avoir différentes propriétés. En effet, ils sont toujours constitués d'un squelette solide, mais ne diffèrent entre eux que par un seul "appendice". En fonction des propriétés chimiques de cet appendice, l'acide aminé peut également réagir de manière acide ou basique et être soluble ou insoluble dans l'eau. Plusieurs acides aminés s'associent en libérant un peu d'eau pour former une protéine. Les fonctions des protéines dans le corps sont multiples. Elles servent à la croissance cellulaire, accélèrent les processus physiologiques, stockent l'oxygène et bien plus encore. Chez les adultes, les besoins quotidiens en protéines sont d'environ un gramme de protéines par kilogramme de poids corporel. Pour les personnes qui font beaucoup de sport et qui souhaitent se muscler, on conseille même 1,5 gramme par kilogramme de poids corporel. Vous pouvez donc facilement calculer la quantité de protéines dont vous avez besoin par jour. Nous vous en dirons plus plus tard.

Une notion importante concernant les protéines est la valeur biologique. Comme nous l'avons déjà mentionné, les protéines sont composées de plusieurs acides aminés qui se lient entre eux. Plus la composition en acides aminés d'une protéine est proche des besoins en acides aminés de l'organisme, plus la valeur biologique de cette protéine est élevée. Ainsi, la valeur biologique décrit la capacité d'une protéine ingérée à être convertie en une protéine produite par l'organisme. Les protéines sont en partie composées d'azote et constituent la principale source d'azote pour l'homme. C'est pourquoi la valeur biologique d'une protéine peut être calculée en fonction de l'absorption et de la libération d'azote. Par exemple, les protéines des œufs de poule ont une valeur biologique de 100, suivies par le thon (92), le lait de vache (82) et la volaille (80). La valeur biologique n'indique toutefois pas la teneur en vitamines ou autres minéraux et constitue donc plutôt un guide et non une mesure de la santé d'un aliment.

Les symptômes d'une carence en protéines sont par exemple la fatigue et l'abattement, la perte de cheveux, la peau sèche et les ongles cassants. Les protéines ne se cachent pas uniquement dans la viande, de nombreuses noix et légumineuses en contiennent même beaucoup. Il s'agit par exemple des cacahuètes, des haricots, des pois chiches et des lentilles. Avec une alimentation réfléchie, il est en fait très facile de couvrir ses besoins quotidiens en protéines, même dans le cadre d'un régime végétarien ou végétalien.

Il y a un point important que je vous ai caché jusqu'à présent. Les protéines rassasient plus rapidement que les glucides et, surtout, elles rassasient très longtemps. Cela signifie qu'un apport quotidien suffisant en protéines permet de prévenir les fringales, qui se terminent généralement par l'absorption de montagnes de sucre. Si la fringale est déjà là, vous pouvez également la combattre avec une collation riche en protéines, par exemple avec des noix ou une barre protéinée. Ainsi, les protéines aident non seulement à perdre du poids en réduisant la consommation de glucides et de calories grâce à une sensation de satiété durable, mais elles ont également un effet positif sur le leaky gut, car elles aident à manger moins de sucre.

GLUCIDES ET SUCRE

Glucides et sucre. Certaines personnes ont froid dans le dos rien qu'en entendant ces mots. Mais ce n'est pas justifié. La grande majorité des aliments ne peuvent de toute façon pas être classés dans des catégories telles que "bon" ou "mauvais" et doivent toujours être considérés de manière différenciée. Commençons, comme pour les protéines, par les bases chimiques de ces deux substances. Les glucides sont constitués de molécules de sucre et peuvent être classés en fonction du nombre de molécules de sucre dans leur structure de base.

Tout d'abord, il y a les sucres simples qui, comme vous pouvez l'imaginer, sont constitués d'une seule molécule de sucre. Il s'agit par exemple du glucose et du fructose, qui ont également un goût sucré. Viennent ensuite les sucres doubles, composés de deux molécules de sucre. Cette catégorie comprend le lactose, c'est-à-dire le sucre du lait, et le saccharose, le sucre de table bien connu. Ils ont également un goût sucré. Enfin, il y a les sucres multiples, composés de plus de deux molécules de sucre. Le plus connu d'entre eux est l'amidon, qui n'a plus de goût sucré. Les différents types de sucres ont des propriétés différentes, par exemple ils sont assimilables plus ou moins rapidement par l'organisme.

La Société allemande de nutrition (DGE) recommande qu'au moins 50 % de l'énergie alimentaire par jour soit constituée de glucides - mais je dois dire ici que la part de sucre de ces glucides doit être la plus faible possible. C'est dommage. Les sources de glucides saines sont par exemple les patates douces, les flocons d'avoine, le quinoa ou les légumineuses. Les légumineuses sont donc particulièrement saines grâce à leur teneur élevée en protéines.

Nous savons maintenant que tous les sucres ne se valent pas. Dans les ingrédients des aliments, on trouve d'innombrables noms de sucres malsains, il est donc parfois difficile de savoir où se trouve le sucre et où il n'y en a pas. Il est certainement possible de suivre un régime sans sucre, mais personnellement, je ne le recommande pas. Notre corps a besoin de sucre et de glucides pour fonctionner. Notre cerveau a même besoin de 140 grammes de sucre par jour.

Je voudrais simplement vous encourager à réduire votre consommation de sucre. En effet, le sucre est présent dans de nombreux aliments qui pourraient très bien s'en passer, comme le pain croustillant, le pain, le pesto, les yaourts aux fruits, le fromage frais, diverses pâtes à tartiner et quelques autres produits. Néanmoins, il existe suffisamment d'alternatives qui ne contiennent pas de sucre et qui sont faciles à trouver dans les rayons si l'on prend le temps. Les alternatives sans sucre ne sont pas moins bonnes que les produits avec sucre. La plupart du temps, on ne remarque même pas la différence. De plus, les produits sans sucre ne sont pas seulement bio et chers, en général la marque propre du supermarché fait aussi l'affaire.

GROSSE

Surprise - les graisses ne sont pas non plus fondamentalement mauvaises. Les graisses sont composées d'acides gras, c'est-à-dire des acides carboxyliques à longue chaîne dont j'ai parlé précédemment. D'un point de vue chimique, les lipides se distinguent des autres macromolécules, comme les protéines et les graisses, principalement par leur faible solubilité dans l'eau. Il existe des lipides apolaires, qui ne se dissolvent pas du tout ou très mal dans l'eau, et des lipides amphiphiles. Ces derniers sont composés d'une partie soluble dans l'eau et d'une autre partie insoluble dans l'eau. Les phospholipides qui composent nos membranes cellulaires en sont un exemple. Les lipides que nous absorbons par le biais de notre alimentation sont généralement apolaires, c'est-à-dire qu'ils ne se dissolvent pas dans l'eau. En raison de leur caractère apolaire et de leur taille, ils ne peuvent pas être absorbés par les cellules de notre muqueuse intestinale. C'est pourquoi, lors de la digestion, ils doivent être décomposés par les lipases, qui sont des enzymes, et sont ensuite emballés dans des structures solubles dans l'eau, de sorte qu'ils puissent être absorbés et métabolisés.

Les acides gras qui composent nos graisses peuvent également être classés par catégories. Il existe des acides gras saturés, monoinsaturés et polyinsaturés. Les acides gras saturés sont composés uniquement de liaisons simples entre les atomes de carbone, ils peuvent être fabriqués par notre corps et se trouvent par exemple dans le beurre et l'huile de palme. Les acides gras monoinsaturés présentent une double liaison entre les atomes de carbone, on les trouve notamment dans l'huile d'olive et l'huile de colza. Enfin, nous avons les acides gras polyinsaturés, qui ont deux ou plusieurs doubles liaisons. Les représentants particulièrement importants de ce groupe sont les acides gras oméga-6 et oméga-3, ce terme indiquant la position de la dernière double liaison dans la molécule. Il a été démontré que les acides gras oméga-3 et oméga-6 réduisent le risque de maladies cardiovasculaires, telles que les crises cardiaques et les maladies coronariennes.

Ils sont essentiels, ce qui signifie que notre corps ne peut pas les produire lui-même et que nous devons donc les trouver dans notre alimentation. Idéalement, les oméga-6 et les oméga-3 devraient être consommés dans un rapport de 5 pour 1, mais la plupart des gens consomment beaucoup plus d'oméga-6. Il est donc judicieux de veiller à consommer davantage d'oméga-3. L'huile de lin et les graines de lin, les noix et les poissons gras, comme le saumon et le hareng, sont particulièrement riches en oméga-3. Il est toutefois plus sain de se procurer ses oméga-3 à partir de sources végétales, car celles-ci contiennent davantage d'acides gras insaturés, tandis que les sources animales contiennent généralement plus d'acides gras saturés.

Les acides gras peuvent également être classés sous forme cis et trans. Les acides gras trans sont nocifs pour l'organisme, il a été prouvé qu'ils favorisent par exemple les maladies coronariennes et les troubles du métabolisme des graisses. L'exemple le plus connu de formation d'acides gras trans est l'hydrogénation des graisses, principalement utilisée dans la fabrication de la margarine. On pense également que les acides gras trans se forment lorsque les huiles sont chauffées plusieurs fois, c'est pourquoi l'huile de friture ne devrait jamais être utilisée plusieurs fois.

GLUCIDES, LIPIDES ET PROTÉINES DANS LES BONNES PROPORTIONS

Nous avons maintenant fait le tour des trois macromolécules les plus importantes en termes de nutrition. J'espère que je ne vous ai pas trop ennuyé avec les bases de la chimie. Mais je ne voulais pas y renoncer, car je pense que tout le monde devrait en avoir entendu parler au moins une fois, surtout, bien sûr, les personnes qui essaient de manger plus sainement. Une meilleure compréhension de nos aliments et des substances qui les composent est en effet d'une grande aide.

Enfin, je voudrais aborder un sujet important. Il est non seulement important de consommer des glucides, des lipides et des protéines sous une forme saine, mais aussi de les répartir correctement. Le nombre de calories qu'une personne devrait consommer par jour dépend du sexe, de l'âge, de l'activité physique, de la taille, du poids et d'autres facteurs. Si vous le souhaitez, vous pouvez faire un calcul précis sur certains sites Internet. Toutefois, à titre indicatif, on peut estimer à environ 2000 kcal par jour le nombre de calories consommées.

Ne vous méprenez pas, il ne s'agit pas ici de perdre du poids. Il s'agit d'adopter un mode de vie sain, qui dépend également du nombre de calories que nous consommons chaque jour. Les maladies cardiovasculaires, comme les crises cardiaques, les accidents vasculaires cérébraux et les maladies coronariennes, sont la première cause de mortalité en Allemagne. L'obésité et le diabète sont des facteurs de risque importants pour ces maladies. Dans le cas du syndrome de Leaky Gut également, nous savons désormais qu'une alimentation saine est un élément important du traitement.

Revenons maintenant à nos 2000 kcal par jour. Ces 2000 kcal doivent être constituées d'une certaine quantité de glucides, de protéines et de graisses. Là encore, cela dépend de facteurs tels que le sexe et l'activité, mais nous utiliserons à nouveau la valeur indicative approximative pour illustrer notre propos. Il s'agit d'environ 265 grammes de glucides, 65 grammes de lipides et 75 grammes de protéines par jour. La plupart des gens consomment beaucoup trop peu de protéines, mais beaucoup de graisses et surtout beaucoup de glucides à digestion rapide. De ce fait, la sensation de faim revient beaucoup plus vite après le repas et nous ingérons plus de calories (malsaines) à la fin de la journée qu'il ne serait bon. Il existe de nombreuses applications qui vous permettent de déterminer individuellement votre objectif calorique et le nombre de grammes de macromolécules par jour en fonction de votre taille, de votre poids, etc. Vous pouvez ensuite entrer dans l'application ce que vous avez mangé tout au long de la journée. Vous pouvez le faire manuellement en regardant le tableau des valeurs nutritives au dos de l'aliment, mais aussi très facilement en utilisant un lecteur de code-barres avec l'appareil photo de votre téléphone.

Il n'y a bien sûr absolument rien de mal à ne pas obtenir les valeurs exactes. Ces valeurs sont données à titre indicatif et peuvent être dépassées ou non. Si vous essayez simplement de vous en tenir à peu près à ces valeurs, c'est déjà un grand pas dans la bonne direction. En regardant plus souvent le tableau des valeurs nutritives des

aliments que vous achetez et mangez souvent,
vous aurez une idée de la valeur ajoutée qu'un aliment vous apporte. Je ne sais pas pour vous, mais
avant je ne savais pas du tout quoi faire avec les
valeurs de ce tableau. Une barre de noix avec 3
grammes de protéines et 16 grammes de glucides
- qu'est-ce que cela peut me dire maintenant ?

En résumé : 6 étapes pour traiter un leaky gut

1. suivez vos habitudes alimentaires, le plus simple étant de le faire via une application. Cela vous permettra également de voir rétrospectivement quels aliments vous avez consommés et comment votre corps a réagi. Vous devriez essayer d'éviter les aliments qui augmentent ou n'améliorent pas vos symptômes.

2. Ouvrez l'œil lorsque vous achetez des aliments ! Si vous avez constaté que les sucres industriels aggravent vos symptômes, vous devez examiner attentivement les aliments que vous achetez au supermarché. Cela peut prendre un peu de temps au début, mais avec le temps, vous apprendrez à mieux connaître les différents aliments. Par exemple, le maltose et le saccharose sont également des noms de sucre.

3. Réduire le stress - plus facile à dire qu'à faire, je sais. Dans le chapitre correspondant, j'ai expliqué en détail ce qu'est la résilience et pourquoi le stress peut être si malsain pour nous. Réduire le stress ou apprendre à le gérer correctement est un processus. Chaque personne peut influencer positivement sa façon de gérer le stress. C'est possible, mais pas du jour au lendemain. Prenez votre temps et ne soyez pas trop dur avec vous-même.

4. Combattez la cause, pas les symptômes. Un traitement symptomatique soulagera certes les symptômes pendant une courte période, mais ne constitue pas une solution durable pour une vie sans symptômes. Vous trouverez des conseils

détaillés à ce sujet dans le chapitre "Et maintenant, que puis-je faire moi-même ? Si la suppression de la cause ne vous soulage pas, n'hésitez pas à recourir à des médicaments après consultation d'un médecin.

5. Étant donné que les symptômes du syndrome de Leaky Gut sont assez peu spécifiques et variés, il existe d'autres diagnostics qui présentent les mêmes symptômes, mais dont la cause est totalement différente et qui doivent donc être traités différemment. Lors du diagnostic du syndrome de Leaky Gut, il est donc essentiel d'exclure les diagnostics différentiels. Parmi les diagnostics différentiels figurent le syndrome du côlon irritable et l'intolérance à l'histamine.

6. Un changement de régime alimentaire ne fonctionne pas du jour au lendemain, car il faut du temps pour en ressentir les effets positifs. Pour ne pas perdre le plaisir de la démarche et rester cohérent, il est important de ne rien s'interdire. Même si vous changez d'alimentation, il est normal de manger de temps en temps des aliments peu sains.

Mot de la fin

L'un des aspects les plus importants du changement de régime alimentaire est de rester constant
et de développer un comportement alimentaire
responsable. Il ne sert à rien de s'interdire certains
aliments. Cela peut fonctionner pendant deux ou
trois semaines, mais pas de manière permanente.
Si nous nous interdisons quelque chose, nous n'en
aurons que plus envie. De plus, l'objectif positif du
changement passe au second plan, car il est éclipsé
par la connotation négative d'un renoncement
strict. Il n'y a rien de mal à boire de l'alcool ou à
manger du sucre de temps en temps, cela ne vous
tuera pas et n'annulera pas tous les résultats

obtenus jusqu'à présent grâce au changement d'alimentation. Si vous avez appris à observer votre corps et sa réaction à différents aliments, vous vous rendrez vite compte qu'une certaine quantité d'aliments malsains ne provoque pas de réaction terrible.

Enfin, il est également très important pour moi de dire que vous devez trouver un médecin avec lequel vous vous sentez en confiance. Les symptômes non spécifiques, tels que les troubles de la concentration, la fatigue, la diarrhée ou les douleurs abdominales, sont souvent méconnus et considérés comme non pertinents. Mais si de tels troubles apparaissent de manière permanente, ils ne sont définitivement pas normaux et leur cause doit être éliminée. Il n'y a aucune raison d'être confronté à des troubles permanents qui peuvent être traités.

Le terme "biais" existe aussi bien en médecine qu'en psychologie, on peut le traduire grossièrement par "erreur de raisonnement". Dans le contexte médical, les biais désignent le phénomène selon lequel nous discriminons inconsciemment certaines personnes pour diverses raisons, par exemple en raison de leur sexe, de leur couleur de peau ou de leur religion. Il en résulte que les plaintes de la personne concernée sont perçues de manière déformée par le médecin. Ainsi, les stéréotypes attribuent aux femmes le fait qu'elles sont plus sensibles et plus enclines à la douleur que les hommes. Par conséquent, les analgésiques sont moins souvent prescrits aux femmes. De même, des symptômes tels que la constipation et les douleurs abdominales ou les crampes abdominales sont souvent soumis à des erreurs de raisonnement et expliqués par des troubles menstruels - et ce sans une recherche approfondie des causes de ces troubles. Si vous avez l'impression que vos symptômes ne sont pas pris au sérieux, vous devriez demander à quelqu'un d'autre de vous soigner. Ne laissez pas les gens vous dire qu'il est normal d'avoir toujours des problèmes intestinaux.

Christoph Beckonert 2022

1ère édition

Contact : Psiana eCom UG/ Berumer Str. 44/ 26844 Jemgum

Conception de la couverture : Fenna Larsson

Photo de couverture : depositphotos.com

www.ingramcontent.com/pod-product-compliance
Lightning Source LLC
Chambersburg PA
CBHW051258160726
47994CB00003B/1216